I0209931

44 Schnelle und effektive Lösungen gegen Durchfall und Magenschmerzen:

44 Gerichte die dich in kürzester Zeit genesen lassen

Von

Joe Correa CSN

COPYRIGHT

© 2016 Live Stronger Faster Inc.

Alle Rechte vorbehalten.

Die Vervielfältigung und Übersetzung von Teilen dieses Werkes, mit Ausnahme zum in Paragraph 107 oder 108 des United States Copyright Gesetzes von 1976 dargelegten Zwecke, ist ohne die Erlaubnis des Copyright-Inhabers gesetzeswidrig.

Diese Veröffentlichung dient dazu fehlerfreie und zuverlässige Informationen zu dem auf dem Cover abgedruckten Thema zu liefern. Es wird mit der Einstellung verkauft, dass weder der Autor noch der Herausgeber befähigt sind, medizinische Ratschläge zu erteilen. Wenn medizinischer Rat oder Beistand notwendig sind, konsultieren Sie einen Arzt. Dieses Buch ist als Ratgeber konzipiert und sollte in keinster Weise zum Nachteil Ihrer Gesundheit gereichen. Konsultieren Sie einen Arzt, bevor Sie mit diesen Ernährungsplan beginnen, um zu gewährleisten, dass er das Richtige für Sie sind.

DANKSAGUNG

Dieses Buch ist allen Müttern gewidmet, die schwanger sind oder gerade ein Kind zur Welt gebracht haben.

44 Schnelle und effektive Lösungen gegen Durchfall und Magenschmerzen:

44 Gerichte die dich in kürzester Zeit genesen lassen

Von

Joe Correa CSN

INHALT

ÜBER DEN AUTOR

Nach Jahren der Nachforschung glaube ich ernsthaft an die positiven Auswirkungen, die Ernährung auf Körper und Geist haben kann. Mein Wissen und meine Erfahrung hat mir geholfen, gesünder über die Jahre zu kommen und an meine Familie und Freunde weiterzugeben. Je mehr du über gesundes Essen und Trinken weißt, desto schneller willst du deine Lebens- und Essensgewohnheiten ändern.

Ernährung ist ein wichtiger Bestandteil von einem gesunden und langen Leben. Also fang heute damit an. Der erste Schritt ist immer der wichtigste und bedeutendste.

EINLEITUNG

Durchfall und Magenkrämpfe gehen zurück auf bakterielle oder virale Infektionen, die durch Essen oder schlechte Wasserqualität verursacht werden. Nichtsdestotrotz können sich häufige oder ständige Probleme zu ernsthaften medizinischen Problemen entwickeln, die in einem Krankenhaus behandelt werden sollten. Diese medizinischen Probleme erfordern eine ausgeglichene Ernährung, die auf Ballaststoffen und guten Kohlenhydraten, Probiotika, Proteinen und gesunden Fetten aufbaut. Mit anderen Worten, dein Körper muss die Gifte in deinem Darm loswerden und die beste Art hierzu ist immer der natürliche Weg, durch Essen.

Unser gastrointestinales System ist ein komplexes Ökosystem mit einem etablierten Gleichgewicht zwischen fremder und intestinaler Mikroflora, die fakultativ oder obligat anaerob sind. Die intestinale Mikroflora spielt eine wichtige Rolle bei:

✓ der Schaffung eines starken Immunsystems.
✓ der Entwicklung einer normalen intestinalen Morphologie.
✓ bei der Aufrechterhaltung einer chronischen immunvermittelten Antwort auf Entzündungen.

✓ bei der Aufrechterhaltung der Funktion der intestinalen, mukosalen Abwehr von Allergenen.
✓ bei der Unterstützung in der Abwehr von pathogenen Mikroorganismen.

Etwa 40% der Menschen haben Probleme mit ihrem Verdauungstrakt. Darunter versteht man die „großen Vier" – die häufigsten Symptome, wenn etwas in deinem Magen aus der Rolle fällt, sind:

1. Unterleibsschmerzen
2. Durchfall
3. Verdauungsstörungen
4. Sodbrennen

Diese Symptome können jedoch leicht durch einfache Änderungen in deinem Lebensstil behandelt werden: durch die Umstellung deiner Ernährung und der Abwehr von Stress. Viele pharmazeutische Heilmittel verschaffen dir kurzfristige Erleichterung, aber du musst im Hinterkopf behalten, dass nur tiefgreifende Veränderungen deines Lebensstils dein Problem tatsächlich lösen können und eine bedeutende Auswirkung auf deine Gesundheit haben.

Diese magenfreundlichen Rezepte basieren auf gesunden Zutaten und sind dazu da, dein Leben zu verändern. Du wirst viele Rezepte finden, die sich als Frühstück, Mittagessen, Abendessen, Salat oder Snack eignen. Der Fokus dieses Buches liegt auf gesundem Gemüse und biologischen Zutaten. Diese Rezepte fokussieren darauf, die wahre Flut an Chemikalien und anderen ungesunden Zutaten, die in Fertiggerichten zu finden sind, aus deinen Körper zu schwämmen. Sie bieten stattdessen eine gesunde Alternative.

Stell sicher, sie alle zu probieren!

44 SCHNELLE UND EFFEKTIVE LÖSUNGEN GEGEN DURCHFALL UND MAGENSCHMERZEN: 44 GERICHTE DIE DICH IN KÜRZESTER ZEIT GENESEN LASSEN

Frühstücks-Rezepte

1. Eier mit Tomate und Frühlingszwiebeln

Zutaten:

3 ganze Eier

1 mittelgroße Tomate, in Scheiben

3 Frühlingszwiebeln, gewürfelt

¼ TL Salz

¼ TL Cayennepfeffer

2 EL Butter

Zubereitung:

Schmelze die Butter in einer Bratpfanne bei mittlerer-hoher Temperatur. Gib Zwiebeln dazu und brate sie 2 Minuten.

Füge dann die Tomatenscheiben, Salz und Cayennepfeffer bei. Brate die Tomatenscheiben etwa eine Minute auf jeder Seite.

Schlage in der Zwischenzeit die Eier und gib sie in eine Bratpfanne. Brate sie etwa 30 Sekunden.

Nährwertangabe pro Portion: Kcal: 257, Proteine: 19g, Kohlenhydrate: 5g, Fette: 17g

2.   Ungebackte Proteinbälle mit Haferflocken

Zutaten:

1 ½ Tasse Haferflocken

½ Tasse Erdnussbutter

¼ Tasse gehackte Mandeln

3 TL Honig

1 EL gehackte Chiasamen

1 EL Vanilleextrakt

3 Tassen Milch

Zubereitung:

Gib eine Tasse Haferflocken in eine Schüssel. Gib die anderen trockenen Zutaten hinzu und vermenge sie.

Füge dann die Erdnussbutter und Honig bei. Vermische alles und rühre vorsichtig Milch und Vanilleextrakt unter. Forme aus den restlichen Haferflocken mit deinen Händen Bälle und lege sie etwa 30 Minuten in den Kühlschrank.

Nährwertangabe pro Portion: Kcal: 425, Proteine: 31g, Kohlenhydrate: 48g, Fette: 10,5g

3.   Schokoladenbälle

Zutaten:

1 Tasse gehackte Mandeln

½ Tasse Erdnussbutter

½ Tasse Honig

2 TL gehackte Chiasamen

¼ Tasse rohes Kakaopulver

¼ Tasse geriebene dunkle Schokolade

¼ Tasse Milch

Zubereitung:

Vermenge die Zutaten in einer Schüssel und rühre gut um. Forme mit deinen Händen Bälle aus dem Teig und stelle sie etwa 30 Minuten in den Kühlschrank.

Nährwertangabe pro Portion: Kcal: 430, Proteine: 27g, Kohlenhydrate: 50g, Fette: 11g

4. Spinat Omelett

Zutaten:

3 Eier, ganz und geschlagen

½ Tasse Hüttenkäse

½ Tasse Zwiebel, geschält und gewürfelt

1 Tasse frischer Spinat, fein gehackt

1 EL Olivenöl

Salz und Pfeffer, zum Abschmecken

Zubereitung:

Erhitze das Olivenöl bei mittlerer Stufe. Brate die Zwiebeln, bis sie glasig sind.

Schlage die Eier und verquirle sie mit einer Gabel. Gib etwas Salz und Pfeffer hinzu. Rühre 1 Tasse frischer Spinat und ½ Tasse Hüttenkäse unter. Verteile die Eier gleichmäßig in einer Pfanne und drehe die Hitze ab. Brate sie etwa 2 Minuten, rühre gelegentlich um.

Nährwertangabe pro Portion: Kcal: 470, Proteine: 32g, Kohlenhydrate: 9,5g, Fette: 21g

5. Selbstgemachter Feigenaufstrich

Zutaten:

1 Pfund getrocknete Feigen, schneide sie in kleine Stücke

6 EL Steviapulver

2 EL frischer Zitronensaft

1 Tasse Milch

Zubereitung:

Vermenge in einer kleinen Bratpfanne die Feigen, Stevia und den frischen Zitronensaft. Gib 1/2 Tasse Milch hinzu und bringe alles zum Kochen.

Senke die Hitze auf niedrige Stufe ab und gib die restliche Milch hinzu. Je nach Geschmack kannst du auch etwas mehr Milch hinzufügen. Koche sie etwa 20 Minuten. Sobald die Zeit um ist, gib alles in eine Küchenmaschine und mixe, bis eine geschmeidige Masse entsteht.

Nährwertangabe pro Portion: Kcal: 300, Proteine: 5g, Kohlenhydrate: 66g, Fette: 1g

6. Haferflocken mit Kürbiskerne

Zutaten:

1 Tasse Haferflocken

1 EL Kürbiskerne

2 Tassen fettreduzierte Milch

½ Tasse Wasser

2 Eiweiß

½ Tasse Ahornsirup

1 TL Zimt, gemahlen

Zubereitung:

Heize den Backofen auf 160°C vor. Verteile die Kürbiskerne auf Backpapier und röste sie etwa 5-6 Minuten. Sie sollten eine leicht braune Farbe annehmen.

Koche die 2 Tassen fettreduzierte Milch und ½ Tasse Wasser auf hoher Stufe. Gib die Haferflocken und Eiweiß hinzu und rühre gut um. Koche alles weitere 7 Minuten, bis die Haferflocken gar sind. Rühre die Kürbiskerne unter. Nimm den Topf vom Herd und lass ihn 10 Minuten stehen. Serviere mit etwas Zimt.

Nährwertangabe pro Portion: Kcal: 168, Proteine: 5,1g, Kohlenhydrate: 30g, Fette: 1,9g

7.   Wildbeeren-Müsli

Zutaten:

1 Tasse Haferflocken

¼ Tasse frischer Apfelsaft

½ Tasse Wildbeeren

2 EL Honig

1 Tasse Milch

Zubereitung:

Lege die Haferflocken in eine große Schüssel. Gib frischen Apfelsaft und Milch hinzu. Decke die Schüssel ab und lass sie etwa eine Stunde im Kühlschrank stehen.

Gib Honig dazu und rühre gut um. Garniere mit Wildbeeren und serviere.

Nährwertangabe pro Portion: Kcal: 281, Proteine: 10g, Kohlenhydrate: 48g, Fette: 4g

8. Frühstücks-Thunfischaufstrich

Zutaten:

1 mittelgroßes Thunfischfilet

1 kleine Zwiebel, geschält

3 EL Olivenöl

¼ TL schwarzer Pfeffer

¼ TL Meersalz

1 TL getrockneter Rosmarin

Zubereitung:

Wasche und trockne das Filet ab. Schneide es in mundgerechte Stücke und stelle es zur Seite.

Erhitze das Öl in einer großen Bratpfanne und gib die Thunfischstreifen hinzu. Brate es etwa zehn Minuten, rühre gelegentlich um. Nimm die Pfanne vom Herd.

Vermenge die Zwischenzeit die Zutaten in einem Mixer. Füge den Thunfisch bei und rühre alles etwa 30 Sekunden um. Genieße!

Nährwertangabe pro Portion: Kcal: 275, Proteine: 26g, Kohlenhydrate: 0g, Fette: 19g

9.   Gegrillte Auberginenscheiben

Zutaten:

1 große Aubergine

3 Eier

¼ TL Meersalz

1 EL Olivenöl

½ TL Zimt

Zubereitung:

Schäle die Aubergine und schneide sie in Scheiben. Streue etwas Salz auf jede Seite der Aubergine. Lass sie etwa 15 Minuten stehen. Vermische in der Zwischenzeit in einer großen Schüssel die Eier mit Zimt. Erhitze das Olivenöl bei mittlerer Hitze in einer Bratpfanne.

Gib die Auberginenscheiben zu der Eimischung. Mache mit einem Messer einige Löcher hinein, damit die Mischung die Aubergine durchdringen kann. Brate sie auf jeder Seite, bis sie goldbraun sind. Das sollte etwa 10 Minuten dauern. Serviere die Auberginenscheiben warm.

Nährwertangabe pro Portion: Kcal: 65, Proteine: 3,8g, Kohlenhydrate: 9g, Fette: 3,6g

10.   Eier mit Kurkuma

Zutaten:

2 Eier

1 Eiweiß

1 EL Olivenöl

1 TL gemahlene Kurkuma

Salz und Pfeffer zum Abschmecken

Zubereitung:

Fette die Bratpfanne mit Olivenöl ein. Drehe die Hitze auf mittlere-hohe Stufe auf. Verquirle in der Zwischenzeit die Eier, Eiweiß und Kurkuma. Würze mit etwas Salz und Pfeffer und brate sie einige Minuten.

Nährwertangabe pro Portion: Kcal: 71, Proteine: 21g, Kohlenhydrate: 2g, Fette: 8g

Mittagrezepte

11. Tortellini mit Käsesauce

Zutaten:

1 (455 g) Packung tiefgefrorene Käse-Tortellini (oder vegane Tortellini)

3 Tassen Gemüsebrühe

1 Tasse Cashewcreme

2 EL Schlagsahne, fettreduziert

60g Tofu, gerieben

¼ TL Cayennepfeffer

Eine Handvoll frische Petersilie, fein gewürfelt

Zubereitung:

Bringe in einem tiefen Topf 3 Tassen Gemüsebrühe zum Kochen. Gib die gefrorenen Käsetortellini dazu und koche sie 3-4 Minuten. (Die Kochzeit hängt von den verwendeten Tortellinis ab. Beachte die Packungsanweisung.) Nimm den Topf vom Herd und gieße das Wasser ab.

Reduziere die Hitze auf ein Minimum und gib den geriebenen Tofu hinzu. Rühre vorsichtig die Cashewcreme, Schlagsahne und Cayennepfeffer unter. Koche alles einige Minuten.

Gib die Tortellini auf eine Platte, garniere mit Käsesauce und streue gehackte Petersilie darüber.

Serviere warm.

Nährwertangabe pro Portion: Kcal: 521 Proteine: 28g, Kohlenhydrate: 56,4g, Fette: 13g

12. Bohnen im Dampfkochtopf

Zutaten:

1 ½ Pfund Bohnen, vorgekocht

2 mittlere Karotten, in Scheiben

1 große rote Paprika, gewürfelt

2 mittlere Zwiebeln, in Scheiben

5 Knoblauchzehen, gehackt

3 kleine Tomaten, in Scheiben

1 Tasse Tomatensauce

1 kleine Chili

1 Tasse geschnittener Sellerie

2 EL Olivenöl

7 Gläser Wasser

Zubereitung:

Erhitze das Olivenöl bei abgenommenen Deckel auf höchster Stufe. Brate die Zwiebeln 2 Minuten.

Gib die geschnittenen Karotten, Paprika und Knoblauch hinzu. Koche alles etwa 10 Minuten bei hoher Hitze. Dann füge die Tomaten, Tomatensauce und 1 weiteres Glas heißes Wasser bei.

Gib die vorgekochten Bohnen dazu und 5 Gläser Wasser. Dann den Sellerie und Chili.

Schließe dann den Deckel. Stell den Kochtopf 10 Minuten auf höchste Stufe.

Nährwertangabe pro Portion: Kcal: 356 Proteine: 9g, Kohlenhydrate: 49g, Fette: 6g

13.   Geröstetes Hühnchen

Zutaten:

1 ganzes Hühnchen

1 TL Salz

Zubereitung:

Wasche und putze das Hühnchen. Streue gleichmäßig Salz über das Hühnchen.

Heize den Backofen auf 160°C vor. Lege das Hühnchen auf ein mit Backpapier ausgekleidetes Backblech.

Backe es etwa 1 Stunde.

Nährwertangabe pro Portion: Kcal: 371 Proteine: 38g, Kohlenhydrate: 0g, Fette: 16g

14. Marokkanischer Reis

Zutaten:

1 Tasse brauner Reis

2 EL Natives Olivenöl extra

2 mittlere Karotten, geraspelt

1 kleine Tomate, geschält und fein gewürfelt

1 EL Marokkanische Gewürzmischung

1 mittlere Zwiebel, geschält und gewürfelt

6-7 getrocknete Aprikosen, halbiert

Zubereitung:

Bringe 3 Tassen Wasser in einem tiefen Topf zum Kochen. Gib Reis hinzu, senke die Hitze auf niedrige Stufe ab und koche alles, bis das Wasser verdampft ist. Nimm den Topf vom Herd.

Erhitze das Olivenöl in einer Bratpfanne. Füge Zwiebel bei und brate sie an, bis sie glasig sind. Gib nun Tomate, Aprikosen und die Marokkanische Gewürzmischung bei. Koche alles weitere Minuten und füge den Reis bei. Rühre gut um, bis alles vermengt ist.

Garniere mit geraspelten Karotten und serviere.

Nährwertangabe pro Portion: Kcal: 435 Proteine: 15,9g, Kohlenhydrate: 67g, Fette: 6,3g

15.   Brokkoli Eintopf

Zutaten:

55g frischer Brokkoli

Eine Handvoll frische Petersilie, fein gehackt

1 TL getrockneter Thymian

1 EL frischer Zitronensaft

¼ TL gemahlener Chilipfeffer

3 EL Olivenöl

1 EL Cashewcreme

Zubereitung:

Lege den Brokkoli in einen tiefen Topf und gieße genügend Wasser bei, damit er bedeckt ist. Bringe alles zum Kochen und koche, bis der Brokkoli zart ist. Nimm den Topf vom Herd und gieße das Wasser ab.

Gib alles in eine Küchenmaschine. Füge frische Petersilie, Thymian, und etwa ½ Tasse Wasser bei. Rühre, bis eine geschmeidige Masse entsteht. Gib wieder alles in den Topf und füge etwas mehr Wasser bei. Bringe es zum Kochen und koche ihn einige Minuten bei kleiner Flamme.

Rühre etwas Olivenöl und Cashewcreme unter, bestreue mit gemahlenem Chilipfeffer und gib frischen Zitronensaft hinzu. Serviere warm.

Nährwertangabe pro Portion: Kcal: 72 Proteine: 12g, Kohlenhydrate: 15,8g, Fette: 8g

16.   Leichte Makkaroni und Thunfisch

Zutaten:

1 Tasse geschnittener Thunfisch

½ Tasse selbstgemachte Cashewcreme

2 Tassen Reismehl-Makkaroni

1 TL Meersalz

1 TL Olivenöl

1 EL Canolaöl

Einige Oliven als Dekoration (optional)

Zubereitung:

Gieße 3 Tassen Wasser in einen Topf. Bringe es zum Kochen und gib Makkaroni und Salz dabei. Koche die Makkaroni etwa 3 Minuten (Reismehl-Makkaroni benötigen eine kürzere Kochzeit). Du kannst auch nach Packungsanweisung vorgehen, um die Makkaroni zuzubereiten, wenn du nicht sicher bist. Nimm den Topf vom Herd und gieße das Wasser ab.

Vermenge in einer Schüssel Thunfisch mit selbstgemachter Cashewcreme. Zerdrücke sie mit einer Gabel.

Vermenge in einer großen Bratpfanne Olivenöl mit Canolaöl. Erhitze beides bei mittlerer Hitze und füge die Thunfischmischung bei. Brate sie etwa 15-20 Minuten, rühre dabei gelegentlich um. Füge Makkaroni hinzu und vermische sie. Lege den Deckel auf die Bratpfanne und erhitze die Makkaroni. Serviere warm und mit etwas Oliven.

Nährwertangabe pro Portion: Kcal: 224, Proteine: 33g, Kohlenhydrate: 44,3g, Fette: 12g

17.   Orange-Barbecue-Huhn

Zutaten:

2 Pfund Hühnchenschenkel

2 mittlere Zwiebeln, gewürfelt

2 kleine Chilipepperoni

1 Tasse Hühnerbrühe

¼ Tasse frischer Orangensaft

1 TL Orangenextrakt

2 EL Olivenöl

1 TL Barbecue Gewürzmischung

1 kleine rote Zwiebel, gewürfelt

Zubereitung:

Erhitze das Olivenöl in einer großen Bratpfanne. Gib die gewürfelten Zwiebeln dazu und brate sie einige Minuten bei mittlerer Hitze an – bis sie golden sind.

Vermenge die Chilipepperoni, Orangensaft und Orangenextrakt. Vermische alles 20-30 Sekunden in einer Küchenmaschine. Gib die Mischung in einen Kochtopf und rühre gut um. Lass die köcheln.

Bedecke das Hühnchen mit der Barbecue Gewürzmischung und lege es in eine Bratpfanne. Gib die Hühnerbrühe hinzu und bringe sie zum Kochen. Koche bei mittlerer Hitze, bis das Wasser verdampft ist. Nimm den Topf vom Herd.

Heize den Backofen auf 160°C vor. Lege das Hühnchen in eine große Auflaufform. Backe es etwa 15 Minuten, bis es schön knusprig ist und eine goldene Farbe hat.

Nährwertangabe pro Portion: Kcal: 170 Proteine: 38g, Kohlenhydrate: 11g, Fette: 21g

18.   Gegrillte Kalbsteaks mit Gemüse

Zutaten:

1 Pfund Kalbssteak, etwa 2cm dick

1 mittlere rote Paprika

1 mittlere grüne Paprika

1 kleine Zwiebel

3 EL Olivenöl

Salz und Pfeffer zum Abschmecken

Zubereitung:

Wasche und trockne die Steaks mit Küchenpapier ab. Erhitze das Olivenöl bei mittlerer Hitze und brate das Fleisch etwa 20 Minuten (etwa 10 auf jeder Seite). Drehe die Hitze ab und stell die Pfanne zur Seite.

Wasche und schneide das Gemüse in Streifen. Gib etwas Salz und Pfeffer dazu. Brate es etwa 15 Minuten, wende gelegentlich.

Serviere im Anschluss.

Nährwertangabe pro Portion: Kalorien: 309 Proteine: 35g Kohlenhydraten: 7,1g Fette: 17g

19.   Schneller Hühnchen-Eintopf

Zutaten:

1 Pfund Hühnchenschenkel

3 Tassen Hühnerbrühe

3 rote Zwiebeln, gewürfelt

2 large Karotten, gewürfelt

2 mittelgroße Süßkartoffel

½ TL Salz

¼ TL Pfeffer

Zubereitung:

Lege die Zutaten in einen tiefen Topf. Gib die Hühnerbrühe dazu und würze mit Salz und Pfeffer.

Drehe die Hitze auf mittlere Stufe und koche sie etwa zwei Stunden, bis das Fleisch gar und das Gemüse zart ist.

Nährwertangabe pro Portion: Kalorien 490 Proteine: 62g Kohlenhydraten: 39g Fette: 23g

20.   In der Pfanne gegartes Lamm mit Reis

Zutaten:

2 Pfund Lammkotelett, ohne Knochen

1 Tasse brauner Reis

2 ½ Tasse Wasser

1 TL gemahlener Kurkuma

5 EL Olivenöl

¼ Tasse Zitronensaft

3 Knoblauchzehen, gehackt

½ TL Meersalz

½ TL gemahlener Pfeffer

1 EL Reismehl

¼ Tasse Wasser

Zubereitung:

Koche 2 ½ Tasse Wasser und gib Reis dazu. Koche sie bei mittlerer Hitze etwa 10 Minuten, bis das Wasser verdampft ist. Nimm den Topf vom Herd und füge die gemahlene Kurkuma bei. Diese verleiht dem Reis eine goldene Farbe und dem Gericht gleichzeitig wichtige Nährstoffe. Bedecke den Reis und stelle ihn zur Seite.

Wasche und trockne die Koteletts ab. Erhitze das Olivenöl bei mittlerer Hitze. Gib die Koteletts in eine Bratpfanne und brate sie etwa 10 Minuten auf jeder Seite. Drehe die Hitze auf niedrige Stufe und füge Reismehl, gehackter Knoblauch, Zitronensaft, Salz, Pfeffer und etwas mehr Wasser bei (¼ Tasse sollte ausreichen). Rühre gut um und koche sie etwa 15 Minuten.

Serviere mit Reis.

Nährwertangabe pro Portion: Kalorien: 411 Proteine: 45g Kohlenhydraten: 19g Fette: 21g

Abendessenrezepte:

21.   Marinierte Lachsstreifen

Zutaten:

2 Pfund frischer Lache, in 2cm dicke Scheiben geschnitten

1 Tasse Natives Olivenöl extra

3 EL frisch gepresster Zitronensaft

1 EL fein gehackter Rosmarin

1 TL getrockneter Oregano, gemahlen

1 getrocknetes Lorbeerblatt, zermahlen

1 TL Salz

1 EL Cayennepfeffer

Zubereitung:

Vermenge das Olivenöl mit Zitronensaft, gewürfeltem Rosmarin, getrockneter Oregano, Lorbeerblatt, Salz, und Cayennepfeffer. Vermische alles gut.

Verteile die Mischung mit einem Küchenpinsel über die Lachsstreifen. Lass ihn etwa 10-15 Minuten ruhen.

Heize in der Zwischenzeit den Grill bei mittlerer Hitze vor. Grille die Lachsstreifen 3 Minuten auf jeder Seite.

Nährwertangabe pro Portion: Kalorien: 261 Proteine: 26g Kohlenhydraten: 0g Fette: 16g

22.   Zitrone Seebrasse

Zutaten:

1 Stück frische Seebrasse

1 Tasse Olivenöl

½ Zitrone, in Scheiben

¼ Tasse frisch gepresster Zitronensaft

1 TL getrockneter Rosmarin, gemahlen

1 EL frische Petersilie, fein gewürfelt

3 Knoblauchzehen, zermahlen

¼ TL Meersalz

Zubereitung:

Wasche und putze den Fisch. Trockne ihn ab und halbiere ihn.

Vermenge Olivenöl, Zitronensaft, getrockneter Rosmarin, frische Petersilie, die gehackte Knoblauchzehe und Meersalz in einer großen Schüssel. Tunke den Fisch in diese Marinade und stelle ihn mindestens 30 Minuten in den Kühlschrank (er kann dort bis zu 2 Stunden stehen bleiben).

Heize in der Zwischenzeit den Backofen auf 150°C vor. Verteile etwas Olivenöl in eine Auflaufform und stelle sie zur Seite.

Nimm den Fisch aus dem Kühlschrank und gib ihn in eine Auflaufform. Füge die Marinade bei und backe ihn etwa 30 Minuten.

Nimm den Fisch aus dem Backofen, verteile etwas Marinade darüber und serviere mit Zitronenscheiben und etwas Gemüse deiner Wahl.

Nährwertangabe pro Portion: Kalorien: 175 Proteine: 31g Kohlenhydraten: 0,5g Fette: 21g

23.   Gemüse Risotto

Zutaten:

1 Tasse brauner Reis

1 mittelgroße Karotte, in Scheiben

1 mittelgroße Zucchini, in Scheiben

1 kleine Tomate, grob gewürfelt

½ kleine Aubergine, in Scheiben

1 kleine rote Paprika, in Scheiben

3 EL Natives Olivenöl extra

½ TL Salz

1 TL getrockneter Majoran

Zubereitung:

Gib den Reis in einen tiefen Topf. Füge 2 Tassen Wasser bei und bringe sie zum Kochen. Drehe die Hitze ab und lass ihn köcheln, bis das Wasser verdampft ist. Rühre gelegentlich um.

Erhitze ein EL Olivenöl auf mittlerer-hoher Stufe. Gib die Karottenscheiben hinzu und brate sie 3-4 Minuten an, rühre gelegentlich um. Vermenge sie dann mit dem Reis.

Rühre das restliche Olivenöl, Zucchini, Tomate, Aubergine, rote Paprika, Salz, und Majoran unter. Gib eine Tasse Wasser hinzu und koche alles weitere 10 Minuten.

Nährwertangabe pro Portion: Kalorien: 220 Proteine: 6g Kohlenhydraten: 51g Fette: 7,8g

24. Gegrillter Brokkoli

Zutaten:

115g frischer Brokkoli

Frisch gemahlener, schwarzer Pfeffer zum Abschmecken

Frische Petersilie, gewürfelt

3 EL Olivenöl

Zubereitung:

Erhitze das Olivenöl in einer großen Bratpfanne. Lege den Brokkoli und grille ihn 5-6 Minuten, bis er leicht gebräunt ist.

Gib ihn auf eine Platte und bestreue ihn mit etwas Pfeffer und Petersilie. Serviere warm.

Serviertipp:

Vermenge die gewürfelte Petersilie mit einer Knoblauchzehe.

Nährwertangabe pro Portion: Kcal: 40 Proteine: 3,2g, Kohlenhydrate: 7,5g, Fette: 3g

25.   Gegrillte Forelle

Zutaten:

200g frische Forellensteaks

¼ Tasse gewürfelte frische Korianderblätter

2 Knoblauchzehen, gehackt

¼ Tasse TL Zitronensaft

½ Teelöffel geräucherte Paprika

½ Teelöffel Kümmel, gemahlen

½ Teelöffel Chilipulver

Gemahlener schwarzer Pfeffer zum Abschmecken

Zubereitung:

Gib Koriander, gemahlener Knoblauch, Paprika, Kümmel, Chilipulver und Zitronensaft in eine Küchenmaschine und vermenge alles.

Gib die Mischung in eine Schüssel, füge den Fisch bei und rühre alles vorsichtig um, bis der Fisch gleichmäßig mit der Sauce bedeckt ist. Lass ihn mindestens 2 Stunden ruhen, damit sich der Geschmack entfalten kann.

Nimm den Fisch aus dem Kühlschrank und heize eine Bratpfanne vor. Lege den Fisch hinein und grille ihn etwa 3 bis 4 Minuten auf jeder Seite.

Nimm den Fisch vom Herd, lege ihn auf eine Platte und serviere mit Zitrone oder etwas Gemüse deiner Wahl.

Nährwertangabe pro Portion: Kcal: 143 Proteine: 21g, Kohlenhydrate: 0g, Fette: 7g

26.   Gegrillte Zucchini

Zutaten:

115g Zucchini

¼ Tasse frischer Zitronensaft

¼ TL Meersalz

1 TL getrockneter Rosmarin

¼ TL frisch gemahlener schwarzer Pfeffer

Zubereitung:

Vermenge Zitronensaft, Meersalz, Rosmarin und schwarzer Pfeffer. Wasche und schäle die Zucchini. Schneide sie in dünne Scheiben. Reibe jede Scheibe mit der Mischung ein.

Heize eine antihaftbeschichtete Bratpfanne oder einen elektrischen Grill bei mittlerer-hoher Hitze vor. Brate die Zucchini einige Minuten auf jeder Seite. Serviere sie warm.

Nährwertangabe pro Portion: Kcal: 18 Proteine: 1,3g, Kohlenhydrate: 3,8g, Fette: 0,2g

27.   Gegrillte Garnelen

Zutaten:

1kg frische, große Garnelen, ganz

3 EL extra-natives Olivenöl

Meersalz zum Abschmecken

Zubereitung:

Achte darauf das beste, extra-native Olivenöl zu nutzen, um einen besseren Geschmack zu erhalten.

Erhitze bei mittlerer-hoher Hitze etwas Olivenöl in einer Bratpfanne. 3 Esslöffel sollten dafür reichen. Lege die Garnelen hinein und brate sie 5 Minuten von allen Seiten an.

Nimm sie vom Herd und verwende etwas Küchenpapier, um das austretende Öl abzutupfen.

Lege sie auf eine Platte und bestreue mit etwas Salz. Serviere im Anschluss.

Nährwertangabe pro Portion: Kcal: 224, Proteine: 27,1g, Kohlenhydrate: 10g, Fette: 5g

Für extra Geschmack:

Natives Olivenöl extra gehört definitiv zu meinen Lieblings-Zutaten. Sein milder Geschmack und sein einzigartiger Geruch sind nicht die einzigen Gründe, warum dieses flüssige Gold zu beliebt ist. Olivenöl steckt voller Antioxidantien und gesunden Fetten. Seine gesunden Vorzüge sind gemeinhin bekannt. Einige Tropfen Olivenöl zu diesem proteinreichen Gericht schützen dein Herz und deine Blutgefäße. Um alles noch interessanter zu gestalten, verwende gesunden Knoblauch und gehackte Petersilie um die Garnelen zu garnieren und eine wahre Aromenvielfalt zu erhalten.

Vermenge in einer kleinen Schüssel 1 Tasse Olivenöl mit 1 EL fein gehackter Petersilie, 2 zermahlenen Knoblauchzehen, 1 TL getrocknete Rosmarin, ½ TL Salz, ¼ TL Pfeffer. Bestreiche die Garnelen mit der Marinade, bevor du sie anbrätst.

Träufle 2 TL der Marinade über die gegrillten Garnelen. Schmeckt einfach zu jeder Zeit!

28. Spinateintopf

Zutaten:

200g frischer Spinat

2 EL frischer Koriander, fein gehackt

1 TL Apfelweinessig

3 EL Natives Olivenöl extra

Frisches Wasser

Zubereitung:

Befülle einen großen Kochtopf mit frischem Wasser und bringe es zum Kochen. Wasche den Spinat und gib ihn in den Kochtopf. Lege den Deckel darauf und reduziere die Hitze auf ein Minimum. Koche ihn etwa 2-3 Minuten, bis der Spinat gewellt ist.

Nimm ihn vom Herd und lass ihn abtrocknen. Lass ihn eine Weile abkühlen.

Gib den Spinat in einen Topf. Gib Olivenöl hinzu und brate ihn einige Minuten an. Rühre dabei gelegentlich um. Nimm den Topf vom Herd und würze mit frischem Koriander und Apfelweinessig.

Nährwertangabe pro Portion: Kcal: 38, Proteine: 3g, Kohlenhydrate: 5g, Fette: 7g

29.　Salat Wraps

Zutaten:

1 Pfund Lachsfleisch, gehackt

1 Esslöffel Gewürzgemüse

¼ Tasse gehackte rote Zwiebel

2 Esslöffel Paprika, gehackt

½ Tasse Tomatenmark

8 große Eisbergsalatblätter

½ Tasse Cashewcreme

Olivenöl

½ Tasse Wasser oder Hühnerbrühe

Zubereitung:

Erhitze etwas Olivenöl in einer antihaftbeschichteten Bratpfanne bei mittlerer-hoher Hitze. Gib das Lachsfleisch dazu und brate es 5 Minuten. Rühre gelegentlich um. Füge das Gewürzgemüse, Zwiebeln, Paprika und Tomatenmark hinzu und koche alles 5 Minuten. Gib das Wasser oder die Brühe hinzu, lege den Deckel darauf und bring alles zum Kochen. Reduziere die Hitze auf ein Minimum und lass alles etwa 20 Minuten köcheln, bis die Flüssigkeit auf die Hälfte zurückgegangen ist. Nimm den Topf vom Herd und stell ihn zur Seite.

Bereite die Salatblätter vor und lege sie auf eine Arbeitsfläche. Verteile das Fleisch auf 6 bis 8 Salatblätter Gib die Cashewcreme darauf und wickle sie ihn ein.

Nährwertangabe pro Portion: Kcal: 249, Proteine: 20,5g, Kohlenhydrate: 7g, Fette: 16g

30.   Gegrillte Thunfisch-Steaks

Zutaten:

¼ Tasse gewürfelte frische Korianderblätter

3 Knoblauchzehen, gehackt

2 TL Zitronensaft

½ Tasse Olivenöl

4 Thunfisch-Steaks

½ Teelöffel geräucherte Paprika

½ Teelöffel Kümmel, gemahlen

½ Teelöffel Chilipulver

Salz und schwarzer Pfeffer

Zubereitung:

Gib den Koriander, Knoblauch, Paprika, Kümmel, Chilipulver und Zitronensaft in eine Küchenmaschine und vermenge alles. Gib nach und nach das Olivenöl dazu und vermische die Zutaten, bis eine geschmeidige Masse entsteht.

Verteile die Mischung in eine Schüssel, gib den Fisch dazu und bedecke ihn gleichmäßig mit der Mischung. Lass alles mindestens 2 Stunden stehen, damit der Fisch den Geschmack annehmen kann.

Heize den Ofen vor. Bestreiche das Gitter mit Öl, lege den Fisch darauf und brate ihn etwa 3 bis 4 Minuten von jeder Seite.

Nimm den Fisch vom Ofen, lege ihn auf eine Servierplatte und serviere mit Zitronenvierteln oder etwas Gemüse.

Nährwertangabe pro Portion: Kcal: 110, Proteine: 25g, Kohlenhydrate: 0g, Fette: 4g

Salatrezepte

31. Gurkensalat

Zutaten:

100g Gurke, geschält und in Scheiben

1 EL frischer Limettensaft

3 EL Natives Olivenöl extra

2 EL fein gehackte Petersilie

2 Knoblauchzehe

½ TL Salz

¼ TL frisch gemahlener schwarzer Pfeffer

Zubereitung:

Schäle und schneide die Gurke. Lege sie auf eine Servierplatte. Vermenge das Olivenöl mit frischem Limettensaft, gehackter Petersilie, gemahlener Knoblauchzehe, Salz und Pfeffer. Rühre alles gut um. Verteile die Mischung über die Gurke und lass sie im Kühlschrank etwa eine Stunde stehen, bevor du sie servierst.

Nährwertangabe pro Portion: Kcal: 121, Proteine: 2g, Kohlenhydrate: 3g, Fette: 13g

32. Reissalat

Zutaten:

1 Tasse brauner Langkornreis

3 Frühlingszwiebeln, fein gehackt

½ Tasse süßer Mais

1 mittlere rote Paprika

Eine Handvoll gehackte Minze

2 EL Natives Olivenöl extra

1 EL Apfelweinessig

Salz zum Abschmecken

Zubereitung:

Gib den Reis in einen tiefen Topf. Füge 3 Tassen Wasser hinzu und bringe sie zum Kochen. Drehe die Hitze ab, lege den Deckel darauf und lass es köcheln, bis das Wasser verdampft ist. Nimm den Topf vom Herd und lass ihn abkühlen.

Vermenge die Zutaten in einer tiefen Schüssel. Gib das Olivenöl, den Apfelweinessig und etwas Salz zum Abschmecken dazu. Vermische alles gut.

Serviere kalt.

Nährwertangabe pro Portion: Kcal: 395 Proteine: 2g, Kohlenhydrate: 38g, Fette: 18g

33.   Frischer Gemüsesalat

Zutaten:

7g Blattsalat, grob geputzt

1 Zwiebel, geschält und in Streifen

1 mittelgroße Tomate, gewürfelt

Eine Handvoll Sojabohnen, getränkt

3 EL Natives Olivenöl extra

1 EL Apfelweinessig

1 TL frischer Rosmarin, fein gehackt

¼ TL Salz

Zubereitung:

Vermenge in einer kleinen Schüssel Olivenöl mit Apfelweinessig, Rosmarin und Salz. Rühre alles gut um.

Lege das Gemüse in eine große Schüssel. Gib die getränkten Sojabohnen und beträufle sie mit der Marinade.

Serviere kalt.

Nährwertangabe pro Portion: Kcal: 145 Proteine: 19g, Kohlenhydrate: 14g, Fette: 11g

34.   Süßer Karottensalat

Zutaten:

1 mittelgroße Karotte, in Scheiben

55g Babyspinat

1 mittelgroße Tomate, fein gehackt

55g Reisspaghetti, getränkt

1 kleine Tomate, fein gehackt

¼ Tasse frische Blaubeeren

Für das Dressing:

¼ Tasse Honig

¼ Tasse frischer Limettensaft

1 TL Dijonsenf

¼ EL gemahlener Kümmel

Zubereitung:

Tränke die Reisspaghetti etwa 15 Minuten in Wasser 15 Minuten. Lass sie abtrocknen und gib sie in eine Schüssel.

Gib den gehackten Spinat, Tomate, Karottenscheiben und Blaubeeren hinzu. Vermenge alles.

Vermenge in einer anderen Schüssel die Zutaten für die Marinade und vermische alles. Träufle sie über den Salat.

Serviere.

Nährwertangabe pro Portion: Kcal: 98 Proteine: 4,5g, Kohlenhydrate: 19g, Fette: 6g

35. Frühlingssalat mit schwarzen Oliven

Zutaten:

5 Kirschtomaten, ganz

Eine Handvoll schwarze Oliven

1 mittlere Zwiebel, geschält und in Streifen

2 Radieschen, in Scheiben

Eine Handvoll Feldsalat

2 EL frisch gepresster Limettensaft

3 EL Natives Olivenöl extra

Salz zum Abschmecken

Zubereitung:

Lege das Gemüse in eine große Schüssel. Gib Olivenöl, frischer Limettensaft und etwas Salz dazu. Vermenge alles.

Nährwertangabe pro Portion: Kcal: 41 Proteine: 1g, Kohlenhydrate: 7g, Fette: 4g

36.   Grüner Bohnensalat

Zutaten:

1 Pfund grüne Bohnen

¼ Tasse Natives Olivenöl extra

2 Knoblauchzehen, gemahlen

1 EL Limettensaft

Zubereitung:

Erhitze einen Topf mit Wasser und gib einen Teelöffel Salz und grüne Bohnen dazu. Koche sie, bis sie zart sind. Gieße das Wasser ab und lass die Bohnen abtropfen.

Vermenge in der Zwischenzeit den gemahlenen Knoblauch mit Olivenöl und Limettensaft. Verteile sie über die Bohnen und serviere.

Nährwertangabe pro Portion: Kcal: 138 Proteine: 5g, Kohlenhydrate: 18g, Fette: 6,7g

37.   Himbeersalat

Zutaten:

Eine Handvoll Blattsalat, geputzt

1 EL Kürbiskerne

1 Tasse frische Himbeeren

1 EL frischer Rosmarin, gewürfelt

2 EL frischer Limettensaft

1 TL Kümmel

1 TL Agavensirup

Zubereitung:

Vermenge in eine Schüssel den Blattsalat mit Kürbiskernen und Himbeeren. Mische in einer zweiten Schüssel den Agavensirup mit Limettensaft, Kümmel, und frischem Rosmarin. Träufle alles über den Salat und serviere.

Nährwertangabe pro Portion: Kcal: 29 Proteine: 4g, Kohlenhydrate: 10g, Fette: 3g

38.   Kirschtomaten mit Brokkoli

Zutaten

2 Tassen Brokkoli, halbiert

2 große Tomaten, grob gewürfelt

2 EL Olivenöl

1 EL trockene Salatgewürze deiner Wahl (Ich verwende getrocknete Petersilie)

Salz zum Abschmecken

3 Tassen Wasser

Zubereitung:

Bringe Wasser in einem tiefen Topf zum Kochen. Gib Brokkoli hinzu und koche ihn etwa 20 Minuten, bis er zart ist. Du kannst das mit einer Gabel testen. Nimm den Topf vom Herd und lass ihn abtrocknen. Lass ihn etwas abkühlen und halbiere den Brokkoli. Wasche und würfle die Tomaten grob. Vermenge sie in einer Schüssel mit Brokkoli. Würze mit Olivenöl und Salatgewürzen.

Du kannst ein paar Knoblauchzehen hinzufügen, wenn du möchtest.

Nährwertangabe pro Portion: Kcal: 88 Proteine: 7g, Kohlenhydrate: 31g, Fette: 12g

39. Meeresfrüchtesalat

Zutaten:

1 kleine Packung gefrorene Meeresfrüchte

1 EL Olivenöl

1 kleine Zwiebel

1 Tasse Kirschtomaten

1 TL gewürfelter, trockener Rosmarin

1 EL süßer Mais

¼ TL Salz

1 EL frisch gepresster Zitronensaft

Zubereitung

Erhitze das Olivenöl in einer Bratpfanne. Brate die gefrorenen Meeresfrüchte etwa 15 Minuten bei mittlerer Hitze (probiere den Oktopus, er braucht am längsten). Wenn nötig, kannst du auch etwas Wasser hinzufügen – etwa ¼ Tasse sollten ausreichen. Rühre gelegentlich um. Nimm alles aus der Bratpfanne und lass alles etwa eine Stunde abkühlen.

Würfle in der Zwischenzeit das Gemüse in kleine Stücke. Vermenge das Gemüse mit Mais sowie Meeresfrüchten in einer großen Schüssel und würze mit Salz, Rosmarin und Zitronensaft.

Nährwertangabe pro Portion: Kcal: 315 Proteine: 27g, Kohlenhydrate: 15g, Fette: 12g

40.   Grüner Löwenzahnsalat

Zutaten:

55g frischer grüner Löwenzahnsalat, grob geputzt

30g Tomate, fein gehackt

½ Tasse frischer Zitronensaft

1 EL Senf

Meersalz zum Abschmecken

Zubereitung:

Würfle den Löwenzahnsalat und lege ihn in eine Schüssel. Verteile den Zitronensaft darüber und lass ihn etwa 30 Minuten stehen. Nimm den Salat aus der Schüssel und lass ihn abtropfen. Gib fein gehackte Tomate und Senf dazu. Würze mit Salz und einem Teelöffel Apfelweinessig. Serviere im Anschluss.

Nährwertangabe pro Portion: Kcal: 31 Proteine: 2,3g, Kohlenhydrate: 7,1g, Fette: 0,5g

Snackrezepte

41.   Grünes Bohnenpüree

Zutaten:

115g frische grüne Bohnen

Gewürze deiner Wahl

Zubereitung:

Wasche die Bohnen und lege sie in einen Topf. Gib genügend Wasser hinzu und koche sie, bis sie zart sind. Nimm den Topf vom Herd und spüle sie mit kaltem Wasser ab. Gib sie in eine Küchenmaschine und mische alles, bis eine geschmeidige Masse entsteht. Würze mit etwas Gewürzen deiner Wahl und serviere warm.

Nährwertangabe pro Portion: Kcal: 35 Proteine: 2,5g, Kohlenhydrate: 8g, Fette: 0,3g

42.   Brokkolisuppe

Zutaten:

55g frischer Brokkoli

Eine Handvoll frische Petersilie, fein gehackt

1 TL getrockneter Thymian

1 EL frischer Zitronensaft

¼ TL gemahlener Chilipfeffer

Zubereitung:

Lege den Brokkoli in einen tiefen Topf und gib genügend Wasser hinzu, damit er bedeckt ist. Bringe alles zum Kochen und koche sie, bis sie zart sind. Nimm den Topf vom Herd und lass sie abtrocknen. Gib alles on eine Küchenmaschine. Gib frische Petersilie, Thymian und etwa ½ Tasse Wasser dazu. Mische alles, bis eine geschmeidige Masse entsteht. Gib alles in einen Topf und füge etwas mehr Wasser hinzu. Bringe die Masse zum Kochen und koche sie einige Minuten bei mittlerer Hitze. Bestreue mit gemahlenem Chilipfeffer und gib frischen Zitronensaft dazu. Serviere warm.

Nährwertangabe pro Portion: Kcal: 19 Proteine: 1,6g, Kohlenhydrate: 3,7g, Fette: 0,2g

43.   Brokkolipüree mit Minze

Zutaten:

230g Brokkoli, gewürfelt

1 Tasse Kokosmilch

1 EL Vanilleextrakt

1 TL getrocknete Minze (oder ein anderes Gewürz deiner Wahl)

Zubereitung:

Gib den Brokkoli in einen tiefen Topf. Gib genügend Wasser hinzu, damit er bedeckt ist. Bringe alles zum Kochen und koche 15-20 Minuten, bis er zart ist. Sobald du fertig bist, gieße das Wasser ab und lass ihn abtrocknen. Gib ihn dann in eine Küchenmaschine. Füge getrocknete Minze, Kokosmilch und Vanilleextrakt hinzu. Mische alles. Wenn die Mischung zu dick ist, kannst du noch etwas Kokosmilch beifügen.

Nährwertangabe pro Portion: Kcal: 32 Proteine: 17g, Kohlenhydrate: 8g, Fette: 5g

44.   Blumenkohlsuppe

Zutaten:

55g Blumenkohl (muss roh abgewogen werden)

1 TL frische Minze, fein gehackt

¼ TL gehackter Koriander, gemahlen

Pfeffer zum Abschmecken

Frisches Wasser

Zubereitung:

Lege den Blumenkohl und den gehackten Koriander in einen tiefen Topf. Gib genügend Wasser hinzu, damit er bedeckt ist und bringe alles zum Kochen. Koche sie etwa 10-15 Minuten. Nimm den Topf vom Herd.

Verrühre die Suppe mit einem Kochlöffel. Schmecke mit etwas Pfeffer ab und garniere mit frischer Minze. Serviere warm.

Nährwertangabe pro Portion: Kcal: 17 Proteine: 2g, Kohlenhydrate: 4g, Fette: 1g

ADDITIONAL TITLES FROM THIS AUTHOR

70 Effective Meal Recipes to Prevent and Solve Being Overweight: Burn Fat Fast by Using Proper Dieting and Smart Nutrition

By

Joe Correa CSN

48 Acne Solving Meal Recipes: The Fast and Natural Path to Fixing Your Acne Problems in Less Than 10 Days!

By

Joe Correa CSN

41 Alzheimer's Preventing Meal Recipes: Reduce or Eliminate Your Alzheimer's Condition in 30 Days or Less!

By

Joe Correa CSN

70 Effective Breast Cancer Meal Recipes: Prevent and Fight Breast Cancer with Smart Nutrition and Powerful Foods

By

Joe Correa CSN

www.ingramcontent.com/pod-product-compliance
Lightning Source LLC
Chambersburg PA
CBHW051038030426
42336CB00015B/2932